# DE
# L'HÉMIPLÉGIE FACIALE

DANS LA

## PÉRIODE SECONDAIRE DE LA SYPHILIS

PAR

## Félix DARGAUD

Docteur en Médecine de la Faculté de Paris

Membre de la Société de Médecine publique et d'hygiène professionnelle

LE MANS

IMPRIMERIE ALBERT DROUIN

5, RUE DU PORC-ÉPIC, 5

—

1885

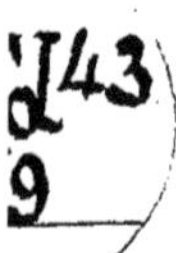

# DE

# L'HÉMIPLÉGIE FACIALE

DANS LA

## PÉRIODE SECONDAIRE DE LA SYPHILIS

PAR

## Félix DARGAUD

Docteur en Médecine de la Faculté de Paris

Membre de la Société de Médecine publique et d'hygiène professionnelle

LE MANS

IMPRIMERIE ALBERT DROUIN

5, RUE DU PORC-ÉPIC, 5

—

1885

# INTRODUCTION

Nous avons eu récemment l'occasion d'observer à l'hôpital Saint-Antoine, dans le service de M. le D<sup>r</sup> Dieulafoy, un cas d'hémiplégie faciale qui nous a semblé des plus intéressants, étant données les conditions dans lesquelles il s'est produit.

Il s'agit, en effet, d'une jeune femme atteinte de syphilis qui, *presque au début de la période secondaire* et en même temps que plusieurs des manifestations caractéristiques de cette période, présenta une déviation complète de la face du côté droit et tous les signes habituels de la paralysie du nerf de la septième paire.

Le traitement mixte fut institué et la guérison arriva au bout de vingt-deux jours.

Ce fait nous a paru offrir assez d'intérêt pour nous engager à ꞏen faire le point de départ de notre thèse inaugurale et les recherches consécutives auxquelles nous nous sommes livré n'ont fait que nous encourager à une étude aussi complète que possible de l'*Hémiplégie faciale à la période secondaire de la syphilis*. Si, en effet, nous avons trouvé, aussi bien dans les publications étrangères que dans celles qui ont été faites en France, un certain nombre d'observations comparables à la nôtre, nous n'avons eu entre les mains aucun travail d'ensemble sur la paralysie en question ; c'est cette lacune dans l'histoire de la paralysie faciale que nous avons cherché à combler.

Nous exprimons à M. le D^r Dieulafoy nos sincères remercîments pour avoir bien voulu nous permettre de publier l'observation recueillie dans son service.

Nous remercions aussi cordialement notre excellent ami M. le D^r Giraudeau de nous avoir aidé dans nos recherches bibliographiques.

Enfin nous offrons à M. le professeur Alfred Fournier qui a bien voulu accepter la présidence de notre thèse, l'expression de notre respect, de notre profonde estime et de notre reconnaissance.

# HISTORIQUE

L'histoire de la paralysie faciale à la période secondaire de la syphilis est de date récente, non pas que nous entendions par là qu'il s'agit d'une maladie nouvelle, mais parce que la véritable nature de cette variété de paralysie est restée longtemps méconnue.

Les syphiliographes anciens n'en font pas mention. La première observation que nous ayons relevée est celle de Dupuytren, citée par Chàrles Bell (vers 1830) et dans laquelle on voit une jeune fille de seize ans être prise de paralysie faciale du côté gauche sept semaines après le début de la maladie vénérienne; huit jours plus tard elle eut également le côté droit de la face paralysé.

La seconde observation est contenue dans la thèse de Bottut-Desmortiers (1834) ayant pour titre : *Recherches sur les altérations locales du nerf facial.*

En 1841 Zabriskie publie dans le *American Journal of medical sciences* un cas d'hémiplégie faciale secondaire.

A partir de ce moment on voit les observations devenir plus nombreuses : P. Diday (1842), Knorre de Hambourg (1849), Vidal de Cassis (1852), Yvaren (1854), signalent de nouveaux cas fort intéressants.

En 1861, la thèse de Ladreit de la Charrière contient une des observations les plus complètes et les plus instructives ayant trait au sujet qui nous occupe ; elle est due à M. le professeur Alf. Fournier et peut être rapprochée de celle de Dupuytren, en ce sens qu'il s'agit ici encore d'une paralysie faciale double en pleine période secondaire.

La même année parut l'ouvrage de MM. Gros et Lancereaux sur les *affections nerveuses syphilitiques*; nous y avons relevé, indépendamment des observations citées précédemment, un cas dans lequel l'hémiplégie faciale survint cinq mois après le début de la syphilis. Dans cet ouvrage les auteurs insistent plus particulièrement sur la tuméfaction des ganglions parotidiens comme cause de compression et par suite de paralysie du nerf facial.

Plus tard M. le D<sup>r</sup> Lancereaux dans son excellent *Traité théorique et pratique de la syphilis* revient à plusieurs reprises sur la paralysie faciale secondaire.

Nous avons fait à ces deux derniers ouvrages des emprunts que l'on trouvera reproduits plus loin.

La *Gazette des Hôpitaux* de 1863 contient deux observations, l'une due à Marty, l'autre à Bahuaud (d'Angers), toutes deux fort intéressantes.

En 1870, *The Lancet* publie une observation de J.-R. Lane recueillie au « Lock Hospital » de Londres.

Presque à la même époque Alrick Liungren publie dans les *Archiv für Dermatologie und Syphilis*, de Prague, deux cas survenus, l'un quatre mois, l'autre cinq mois après le début de l'infection syphilitique. Ces deux observations méritent d'être classées à part, car ce sont les deux seules que nous ayons rencontrées dans lesquelles le début de la paralysie faciale fût marqué par une attaque apoplectiforme.

La thèse de Schwarz enfin (1880) contient une observation publiée par M. le D<sup>r</sup> Mauriac.

Là se borne l'énumération des observations que nous avons pu recueillir, mais nous devons citer divers auteurs qui, sans rapporter des faits observés personnellement par eux, — admettent et signalent l'existence de la paralysie faciale dans la période secondaire de la syphilis tout en cherchant à interpréter la nature des lésions qui la produisent.

Citons plus particulièrement Zeissl (de Vienne), Th. Buzzard (de Londres), M. le D<sup>r</sup> Mauriac, et surtout M. le professeur Fournier, dans ses *Leçons cliniques sur la syphilis*.

Notre travail enfin renferme une observation personnelle recueillie dans le service de M. le D<sup>r</sup> Dieulafoy à l'hôpital Saint-Antoine.

Nous avons eu connaissance, en outre, d'un fait analogue observé il y a quelques mois dans le service de M. le professeur Hardy, à la Charité ; mais une circonstance indépendante de notre volonté nous a empêché de reproduire ici cette observation.

# ANATOMIE ET PHYSIOLOGIE

Avant d'entrer dans notre sujet, nous croyons utile de donner un aperçu rapide de l'anatomie et de la physiologie du nerf facial ainsi que des rapports qu'il affecte avec les parties avoisinantes.

Le *facial*, nerf de la septième paire, naît sur la limite qui sépare la fossette latérale du bulbe de la fossette sus-olivaire, au-dessus et en dedans du nerf auditif dont le séparent les radicules du petit *nerf intermédiaire de Wrisberg*. Il adhère aux bords inférieurs de la protubérance et du pédoncule cérébelleux moyen. Ses racines sont situées dans l'épaisseur de la base du bulbe.

De son point d'émergence, le nerf facial se dirige, en dehors et un peu en bas, vers le conduit auditif interne à l'extrémité profonde duquel il s'infléchit légèrement pour entrer dans *l'aqueduc de Fallope*.

Dans cette première partie de son trajet, il reste situé au-dessus du nerf auditif dont il est toujours séparé par l'intermédiaire de Wrisberg.

Dans l'aqueduc, dont il suit les inflexions, le facial présente au niveau du premier coude, en arrière de l'hiatus de Fallope, le *ganglion géniculé* dans l'angle postérieur duquel vient se jeter le petit nerf de Wrisberg tandis que de son sommet et de son angle antérieur partent respectivement les nerfs *grand pétreux superficiel*, et *petit pétreux superficiel*, le premier allant au ganglion sphéno-palatin qu'il traverse pour se rendre aux muscles péristaphylin interne et palato-staphylin, tandis que le second se rend au ganglion otique et de là aux muscles interne du marteau et péristaphylin externe.

Après avoir fourni encore, pendant son trajet dans l'aqueduc de Fallope, le nerf du *muscle de l'étrier*, le *rameau anastomotique du pneumogastrique* et la *corde du tympan*, le facial sort de son canal osseux par le trou stylo-mastoïdien.

Immédiatement à son point d'émergence il donne : le *filet anastomotique avec le glosso-pharyngien*, le nerf *auriculaire postérieur*, le *rameau du digastrique*, celui du *stylo-hyoïdien* et celui des muscles *stylo-glosse* et *glosso-staphylin*.

A sa sortie du trou stylo-mastoïdien, le facial se dirige obliquement en bas et en avant, traverse la glande parotide et se divise sur la face externe du masseter en deux branches terminales : la branche supérieure ou *temporo-faciale* et la branche inférieure ou *cervico-faciale*.

La branche temporo-faciale reçoit dans la parotide une anastomose importante de l'auriculo-temporal, se dirige en haut et en avant et forme, par ses anastomoses avec la cervico-faciale, le *plexus sous-parotidien*, d'où partent des *rameaux temporaux* pour les muscles auriculaires antérieurs, des rameaux *orbitaires* pour les muscles orbiculaire des paupières et pyramidal, des rameaux *nasaux* pour les muscles grand et petit zygomatique, élévateur commun de l'aile du nez et de la lèvre supérieure, canin, transverse du nez ; enfin des rameaux *buccaux supérieurs* pour le buccinateur, l'orbiculaire des lèvres et le muscle myrtiforme.

La branche inférieure ou cervico-faciale se dirige en bas et en avant, reçoit une anastomose du nerf auriculaire et envoie des rameaux *buccaux-inférieurs* pour la partie inférieure du buccinateur et de l'orbiculaire des lèvres ; des rameaux *mentonniers* pour les muscles de la houppe du menton, triangulaire des lèvres, carré du menton, enfin des rameaux *cervicaux*, qui se distribuent au peaucier du cou.

Le nerf facial a de nombreuses anastomoses, toutes avec des nerfs sensitifs : pneumogastrique, glosso-pharyngien, nerf auriculaire du plexus cervical, nerf auriculo-temporal, trijumeau.

Pour résumer l'anatomie de ce nerf, nous dirons qu'il peut être divisé en trois parties : L'une *intra-crânienne* qui ne fournit pas de branches collatérales ; la seconde *intra-temporale* qui, entre autres rameaux, fournit des filets destinés au voile du palais et au muscle interne du marteau, la troisième *extra-temporale* qui parmi ses branches fournit celles destinées aux muscles de la face.

Des faits empruntés à la physiologie expérimentale, à l'observation clinique et à l'anatomie pathologique, il résult que le facial est un nerf essentiellement *moteur* et *sécrétoire*. Cette dernière propriété lui viendrait du nerf intermédiaire de Wrisberg dont, suivant Claude Bernard, la corde du tympan serait la continuation.

Le nerf facial est sensible, ce qui découle de ses anastomoses avec les nerfs sensitifs.

Ainsi donc le facial préside aux mouvements de tous les muscles peauciers du crâne, de la face et du cou, à la sécrétion des glandes salivaires, à la contraction des muscles qui agissent dans les premiers temps de la déglutition (joues, voile du palais, muscles styliens, ventre postérieur du digastrique), ainsi qu'à la contraction des muscles de l'oreille moyenne (muscle interne du marteau et muscle de l'étrier.

Il s'en suit que dans les paralysies faciales superficielles, les muscles de la face sont seuls intéressés, tandis que dans la paralysie de cause profonde, il y a en plus une certaine gêne dans la déglutition, la luette est déviée, la salivation est troublée et on constate souvent aussi des troubles de l'audition et du goût.

# ÉTIOLOGIE

En commençant l'étude des accidents qui peuvent survenir du côté du sytème nerveux dans la période secondaire de la syphilis, M. le professeur Fournier s'exprime ainsi :

« Si l'on me demandait, Messieurs, en quoi la syphilis
« de la femme diffère surtout de la syphilis de l'homme,
« je répondrais immédiatement et sans hésitation :
« c'est à coup sûr par les *troubles nerveux* de la période
« secondaire ; cela est assez vous dire qu'entreprenant
« aujourd'hui l'histoire des affections nerveuses pro-
« pres à cette période de la diathèse, je vais avoir à
« vous entretenir d'une série de phénomènes qui don-
« nent à la syphilis de la femme une allure propre, une
« physionomie toute particulière.

« Les troubles nerveux secondaires sont en effet cent
« fois plus fréquents, plus variés et plus intenses, chez
« la femme que chez l'homme. Sous ce rapport une dis-
« parité complète et remarquable distingue un sexe de
« l'autre. Chez l'homme, et surtout chez l'homme adulte,
« la syphilis n'éveille le plus souvent qu'une réaction
« minime ou légère vers le système nerveux ; au con-
« traire, chez la femme, nature plus impressionnable,
« elle crée un état de souffrance générale de ce système ;
« elle détermine vers ce système une perturbation pro-
« fonde, parfois même un désarroi véritable dans toutes

— 13 —

« les fonctions qui lui sont dévolues ; elle engendre, en
« un mot, d'une façon provisoire, une véritable *diathèse*
« *nerveuse*, à manifestations multiples et variées. (1) »

Nous n'hésitons pas un seul instant à admettre l'opinion du maître pour une certaine catégorie d'accidents
nerveux tels que *la céphalée, les troubles du sommeil,
l'asthénie nerveuse, les névralgies, les troubles de la sensibilité, de l'intelligence*, etc…, catégorie pour laquelle la
prédisposition est telle chez un grand nombre de fem-
mes que ce *dérèglement nerveux* est en quelque sorte à
l'état latent et ne demande qu'une occasion, qu'un
*branle-bas* pour se manifester ; mais en ce qui concerne
les *paralysies* dans la période secondaire de la syphilis
ou tout au moins celle que nous étudions spécialement,
nous sommes obligé d'avouer que l'influence du sexe ne
nous paraît jouer aucun rôle dans ces accidents.

Si même nous examinons la série des dix-huit observations que nous avons pu réunir, nous constatons que
l'hémiplégie faciale a frappé quatre fois le sexe féminin
et quatorze fois le sexe masculin ; soit presque une pro-
portion de *quatre* cas chez l'homme pour *un* cas chez la
femme.

Nous sommes absolument convaincu du reste que
cette statistique est purement l'effet du hasard et nous
admettrons sans hésiter que la paralysie faciale dans la
période secondaire frappe indistinctement et à peu près
également l'un et l'autre sexe.

Le tempérament ne nous a pas semblé avoir d'influence sur le développement de cette paralysie spéciale ;
nous n'avons jamais trouvé en effet l'épilepsie, l'hys-

(1) Alf. Fournier, *Leçons cliniques sur la syphilis étudiée plus particulièrement chez la femme*, 2ᵉ édition, Paris, 1881.

térie, le nervosisme même, particulièrement signalés chez les individus frappés de paralysie faciale secondaire, pas plus que chez leurs ascendants.

Une seule fois pourtant, chez la malade que nous avons observée dans le service de M. le D<sup>r</sup> Dieulafoy à l'hôpital Saint-Antoine, l'irritabilité nerveuse habituelle se trouve constatée.

L'âge des personnes atteintes varie de 16 à 45 ans. L'explication du fait est toute naturelle ; c'est en effet dans cette période de la vie que la syphilis secondaire présente son maximum de fréquence.

Le siège du chancre ne nous a paru jouer aucun rôle sur l'apparition de la paralysie qui nous occupe.

Le chancre de l'amygdale lui-même qui s'accompagne, on le sait, d'un engorgement ganglionnaire parotidien considérable et par suite semblerait devoir être une cause déterminante de paralysie faciale, ne joue probablement aucun rôle dans son développement ; en effet, parmi les treize observations de chancre de l'amygdale réunies par M. Legendre (1), il ne s'en trouve pas une seule où l'hémiplégie faciale ait été signalée.

Dans les observations que nous présentons, l'époque de l'apparition de la paralysie faciale a varié de un mois et demi à huit mois après le début de l'infection syphilitique.

Dans un cas cependant que nous n'avons pas cité et auquel M. le D<sup>r</sup> Lancereaux fait allusion dans son *Traité théorique et pratique de la syphilis*, il est dit que la paralysie faciale est survenue *un mois* après le chancre. Cette observation aurait été empruntée au mémoire de

(1) *Archives de médecine*, décembre 1883, janvier et mars 1884.

Davaine sur la paralysie faciale publié dans le bulletin de la Société de biologie de l'année 1852. Il doit y avoir eu là sans doute une erreur bibliographique, car nous avons parcouru d'un bout à l'autre le mémoire en question sans y trouver trace du cas signalé ; à la page 169 indiquée par M. le Dʳ Lancereaux nous avons bien vu une observation de paralysie faciale d'origine syphilitique, mais le début de l'infection remontait à huit ans ; il s'agissait naturellement de syphilis *tertiaire*, et nous ne pouvions, pour cette raison, consigner cette observation dans notre travail.

Dans le cas que nous citons, d'après le Dʳ Bahuaud d'Angers (Obs. VI), la paralysie faciale semble bien être survenue moins d'un mois après le chancre, mais là il y a eu une méprise évidente dans la constatation de l'accident primitif ; en effet il est parlé d'une petite ulcération à fond grisâtre survenant *quatre jours* après un coït suspect etc.. Or ce début n'a rien de commun avec celui du chancre infectant. La véritable ulcération syphilitique cause de l'adénite inguinale, de la roséole et de la paralysie faciale, avait à coup sûr été méconnue et remontait à une époque plus éloignée de deux ou trois semaines du début signalé.

Monsieur le Professeur Fournier dans ses remarquables *Leçons cliniques* (1) dit à propos des paralysies à la période secondaire de la syphilis :

« De ces paralysies la plus commune (et de beaucoup), « est l'hémiplégie faciale. En seconde ligne, toujours « par ordre de fréquence, vient la paralysie du moteur

(1). Alf. Fournier, *loco citato*, page 611.

« oculaire commun, laquelle peut être générale ou par-
« tielle. Bien plus rare est celle de la sixième paire.

« Ajoutons que, de ces paralysies, la plus *précoce*
« comme apparition est, sans le moindre doute, l'hémi-
« plégie faciale. On l'observe de temps à autre dès le
« sixième, le cinquième, le quatrième mois de la con-
« tagion. On l'a même vue (mais exceptionnellement) se
« produire avec les premiers phénomènes secondaires,
« coexister avec la roséole. » La lecture des observations que nous avons réunies montre que l'hémiplégie
faciale survenue, dans la moitié des cas, avant le
troisième mois de la contagion, coexistait, *non pas exceptionnellement*, mais presque toujours dans ces cas précoces, avec la roséole et les autres accidents secondaires.
(V. Obs. I. III. VI. VII. IX. X, XIII, XIV. XVI. XVII.)

# SYMPTOMATOLOGIE

Notre intention n'est pas de décrire ici tous les symptômes de la paralysie faciale, nous voulons seulement étudier les particularités que présente cette paralysie dans la période secondaire de la syphilis.

Le plus souvent elle débute *brusquement*, mais non sans prodrômes ; dans un grand nombre de cas, en effet, nous voyons que les phénomènes paralytiques ont été précédés d'une phase douloureuse et de troubles nerveux tout à fait caractéristiques. Avant l'hémiplégie, les malades ont eu pendant quelque temps de violentes céphalées, des douleurs tantôt lancinantes, tantôt contusives, dans les régions temporale et mastoïdienne ; des sifflements dans les oreilles, de la surdité, des vertiges, des douleurs dans les bras, dans les épaules etc. etc. (Voir Obs. I, II, III, VIII, XIV, XV, XVI, XVIII.)

Dans les cas que nous avons recueillis il n'est pas dit que le territoire du nerf facial fût particulièrement douloureux à la pression ; une fois pourtant (Obs. XVIII), chez la malade du « Lock Hospital » on a constaté que la pression du doigt sur la région mastoïdienne causait d'assez vives douleurs.

Dans deux circonstances (Obs. II et III) les accidents paralytiques ont été précédés d'un *ictus apoplectiforme* avec perte de connaissance. Ces cas sont, nous le reconnaissons, assez obscurs au point de vue de la localisation

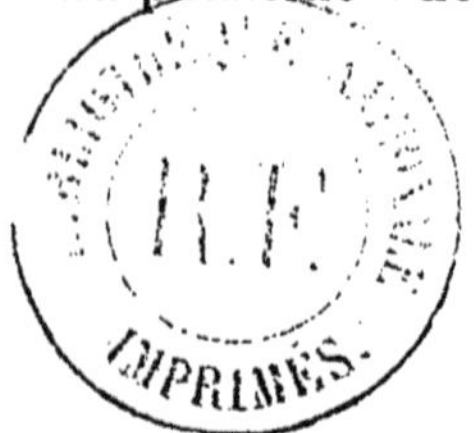

du mal ; nous y reviendrons à propos de la pathogénie. Quoi qu'il en soit, la plupart du temps c'est le matin au réveil que le malade s'aperçoit qu'il a de la difficulté à parler, que sa bouche est déviée, qu'il ne peut fermer entièrement l'œil etc. Tous les phénomènes classiques de la paralysie du nerf de la septième paire peuvent dès lors être constatés. Quelquefois pourtant la luette n'est pas déviée et la langue se meut avec facilité, ce qui prouverait que dans ces cas, les nerfs pétreux superficiels qui fournissent des rameaux à la luette et aux muscles glosso-staphylin et stylo-glosse, sont demeurés intacts et que par suite la lésion se trouverait en dehors de l'aqueduc de Fallope.

Il n'est pas rare de voir la paralysie être incomplète en ce sens que la totalité des mouvements n'est pas perdue. C'est bien plutôt alors à un état parétique qu'à une paralysie proprement dite qu'on a affaire.

Dans deux des cas que nous citons (Obs. IV et V) l'hémiplégie faciale a été double, mais il est à remarquer que les deux côtés de la face n'ont pas été pris en même temps. Dans l'observation de Dupuytren on voit que le côté gauche a été pris le premier, tandis que le côté droit n'a été atteint que huit jours plus tard et malgré que la malade eût été soumise dès le début au traitement mercuriel.

Dans l'observation de M. le professeur Fournier que nous avons empruntée à la thèse inaugurale de Ladreit de la Charrière, c'est encore le côté gauche qui a été pris le premier ; le côté droit n'est devenu paralysé que deux jours après et l'hémiplégie de ce côté a présenté cette particularité qu'elle était moins intense que dans la moitié de la face envahie la première.

Presque toujours (et c'est là un fait très important qui nous sera fort utile pour le diagnostic), les malades ont présenté en même temps que la paralysie faciale, diverses manifestations secondaires, roséole, syphilides muqueuses, angine syphilitique, alopécie, etc. Le chancre était généralement cicatrisé mais quelquefois on pouvait en reconnaître la trace. Les ganglions étaient engorgés mais principalement ceux voisins du siège de l'infection primitive ; nous ne trouvons signalé d'une façon particulière le gonflement des ganglions parotidiens que dans les observations X, XII, XIII et XVIII.

Ajoutons à ces manifestations, les affections douloureuses habituelles à la période secondaire, céphalalgie névralgies faciale, intercostale, brachiale etc., ayant, généralement leur paroxysme la nuit.

Enfin dans l'observation de Dupuytren (Obs. IV) il est question d'une périostose de la région frontale qui avait précédé la paralysie faciale.

Dans l'observation XVI (Gros et Lancereaux) il est dit que la contractilité électro-musculaire était conservée mais c'est la seule où ce fait est signalé et il est regrettable que dans les autres observations il ne soit pas fait mention de cette contractilité qui, selon nous, doit persister dans la plupart des cas, l'hémiplégie faciale secondaire pouvant être assimilée par suite de sa guérison relativement rapide, à l'hémiplégie faciale *a frigore* légère, bénigne, laquelle guérit également dans l'espace de trois ou quatre septenaires.

# MARCHE — DURÉE — PRONOSTIC

La disparition de la paralysie qui nous occupe s'effectue toujours d'une façon progressive.

Sa durée, lorsqu'on lui applique le traitement spécifique, est en général moins considérable que celle des paralysies faciales dues à la cause la plus habituelle, à l'impression du froid. Nous voyons en effet dans les observations I, III, VI, X, XI, XII, XVIII la guérison arriver dans un laps de temps variant de *une* à *trois* semaines, et dans les observations V, VIII, IX, XIV, XV, XVII, de *quatre* à *sept* semaines ; tandis que nous la voyons, dans quatre cas seulement, demander de trois à cinq mois pour s'effectuer, et encore, dans un de ces derniers cas, le traitement anti-syphilitique n'avait pas été institué (Obs. VII).

Nous n'avons pas trouvé d'observations où la paralysie faciale secondaire *traitée* ait persisté plus de cinq mois, et cette durée est *exceptionnelle*. Le pronostic de cette paralysie ne paraît donc offrir que peu de gravité ; pourtant l'apparition de cet accident dans les premiers mois qui suivent le début de l'infection, surtout lorsqu'il est accompagné de phénomènes cérébraux (ictus apoplectiforme, vertiges etc.) nous semble indiquer qu'on est là en présence d'une forme relativement grave de la syphilis, dont il importe de prévenir, par un traitement énergique, les manifestations ultérieures.

# PATHOGÉNIE

La première question à nous poser en abordant l'étude de la pathogénie de l'hémiplégie faciale secondaire est celle qui consiste à savoir quel est le point de départ de cette paralysie. Est-elle d'origine *centrale* ou *périphérique?*

Le début brusque des accidents, l'absence de tout phénomène cérébral proprement dit (vomissement, inégalité pupillaire, etc.), les douleurs de la région mastoïdienne qui les précèdent et les accompagnent fréquemment, nous conduisent à penser, avec la plupart des auteurs, qu'il s'agit ici de lésions *périphériques.*

Cependant, dans deux des observations que nous rapportons (Obs. II et III), nous voyons le début des accidents paralytiques être marqué par une attaque apoplectiforme des mieux caractérisées : perte de connaissance absolue ; puis, lorsque les malades revinrent à eux, paralysie complète d'un des côtés de la face.

La motilité des membres était conservée; ce fait est important, car, en admettant l'hypothèse d'une lésion centrale, elle n'aurait pu être le fait que d'une hémorrhagie cérébrale ou d'un ramollissement consécutif à une altération des vaisseaux (artérite cérébrale syphilitique).

Or, dans les deux observations d'Alri k Liungren, nous ne voyons mentionnés, en dehors de la perte de

connaissance, aucun des symptômes habituels à l'hémorrhagie et au ramollissement. En effet, pas d'hémiplégie des membres, croisée ou non par rapport à la
paralysie de la face; pas d'aphasie, pas de convulsions
ni de contractures; l'orbiculaire des paupières qui,
dans les lésions d'origine centrale ou corticale est
presque toujours respecté, était atteint comme les autres
muscles de la face chez les deux malades en question,
puisqu'il est dit dans ces observations que la paralysie
faciale était *complète...*

Pour ces raisons nous ne croyons donc pas devoir
admettre l'hypothèse d'une hémiplégie faciale syphilitique secondaire d'origine centrale ou corticale. Quant
à la cause elle-même qui, dans ces deux cas, a donné
naissance à la fois à la perte de connaissance et à la
paralysie, nous avouons que nous ne nous l'expliquons
pas facilement par une seule lésion, l'un des accidents,
la perte de connaissance, reconnaissant ordinairement
pour cause une lésion centrale, et l'autre, la paralysie
du nerf facial tout entier, une lésion périphérique.

La seule interprétation qui nous semble devoir être
admise dans ces deux cas, consisterait à admettre l'existence d'une lésion méningée, d'une *méningite hyperplasique* circonscrite siégeant à l'origine du facial ou sur
la première partie de son trajet, méningite jusque-là
restée latente et qui en se manifestant brusquement
aurait, par son action sur l'encéphale, donné naissance
à un de ces *ictus apoplectiformes* assez fréquents dans
la forme *congestive* de la syphilis cérébrale (1), et par
son action sur le facial, causé la suppression des fonc-

_______

(1) Alf. Fournier, *La Syphilis du cerveau.* Páris, 1879, p. 125.

tions de ce nerf; les deux accidents résulteraient évidemment encore ici d'une lésion périphérique.

L'hypothèse de lésions périphériques ne fait que reculer la question sans la résoudre, car nombreux sont les genres de lésions qui, au cours de la syphilis, peuvent intéresser les nerfs.

Si, pour les cas de syphilis *tertiaire*, l'anatomie pathologique a donné presque toujours l'explication des troubles fonctionnels, observés pendant la vie, ici, en pleine période *secondaire*, nous manquons absolument de preuves tirées d'autopsies; nous n'avons, en effet, trouvé nulle part de documents obtenus *post mortem*. Nous en sommes donc réduit à nous contenter d'hypothèses et à rechercher celles qui nous paraîtront les plus vraisemblables.

Et d'abord existe-t-il des lésions proprement dites? N'avons-nous pas affaire à une de ces paralysies *sine materia* qui ont été souvent admises? — Or, le nombre de ces sortes de paralysies, si considérable autrefois, tend à diminuer de jour en jour et nous sommes bien convaincu qu'elles disparaîtront complètement du cadre nosologique le jour où les perfectionnements apportés aux recherches microscopiques auront été poussés suffisamment loin. — Nous partageons donc en tout point l'opinion de M. le professeur Fournier, qui regarde l'hypothèse d'altérations matérielles dans les paralysies secondaires « comme de beaucoup la plus rationnelle, la plus acceptable... » (1).

La seconde hypothèse qui se présente à nous est celle d'une lésion imflammatoire portant, soit sur le nerf lui-

---

(1) Fournier, *Leçons cliniques sur la syphilis*, 2ᵉ édition, p. 615.

même, soit sur les membranes qui l'entourent, autrement dit *névrite* ou *méningite*. Il existe des névrites tertiaires, pourquoi n'existerait-il pas aussi des névrites précoces (nerf sciatique, nerf optique, etc.) à la période secondaire ? Or, la névrite syphilitique, même à la période tertiaire, est une affection toujours rare, à marche fort lente et qui, avant de donner naissance à des troubles paralytiques proprement dits, se révèle tout d'abord par des phénomènes douloureux, que le nerf soit sensible par lui-même ou qu'il emprunte, par des anastomoses, sa sensibilité aux nerfs sensitifs voisins.

Nous voyons, il est vrai, dans quelques-unes de nos observations signalées des sensations douloureuses circummastoïdiennes, mais ces douleurs précèdent toujours de fort peu les manifestations paralytiques.

De plus, la rapidité de la guérison, le retour complet au fonctionnement normal sont encore des circonstances qui ne plaident pas en faveur d'une névrite. Sans toutefois la rejeter d'une façon absolue, nous ne croyons pas devoir donner à cette hypothèse plus d'importance qu'elle n'en comporte.

La *méningite* ou plutôt les foyers de méningite *scléro-gommeuse* à son début (méningite hyperplasique), dont nous avons déjà parlé à propos de nos Observations II et III, nous paraissent une hypothèse beaucoup plus acceptable.

Sans doute la méningite scléro-gommeuse appartient principalement à la période tertiaire, mais nous ne devons pas oublier que nous sommes ici en présence d'un accident rare à la période secondaire, sur lequel on ne sera bien fixé d'une façon définitive que lorsque

le hasard aura fourni l'occasion d'un ou plusieurs exa-
mens nécroscopiques, mais dont l'existence est admise
sans conteste depuis un certain nombre d'années déjà.
— On trouve en effet les paralysies à la période secondaire de la syphilis et notamment l'hémiplégie faciale,
mentionnées dans les travaux de Knorre (de Hambourg), Zeissl (de Vienne), Buzzard (de Londres), de
M. le Dr Lancereaux et surtout de M. le professeur Alf.
Fournier.

A ce propos il nous a paru intéressant de donner ici,
entre autres extraits de la bibliographie étrangère, la traduction d'un passage du livre du professeur Zeissl (1) où
il est question des affections nerveuses syphilitiques
secondaires. Voici ce que dit Zeissl :

« Les affections osseuses syphilitiques ayant cou-
« tume d'apparaître à la période dite *tertiaire*, on avait
« pensé que les accidents de même origine qui frap-
« paient le système nerveux devaient également
« appartenir à cette période ; mais bientôt des cas de
« troubles nerveux se produisirent chez des malades
« atteints de syphilis, à une époque où aucune altération
« osseuse ne pouvait être admise, par la raison que la
« diathèse était de date trop récente pour avoir permis
« la formation d'ostéophytes et d'exostoses ou donné lieu
« à des caries ou à des nécroses... On se demanda alors
« si, indépendamment de toute altération osseuse, il
« ne pouvait pas se produire dans les méninges crâ-
« niennes des lésions syphilitiques de même nature
« que celles qu'on observe dans d'autres organes

_________

(1) Zeissl, *Lehrbuch der Syphilis und der mit dieser verwandten oertlichen
venerischen Krankheiten*, t. II, p. 284.

« offrant avec les enveloppes du cerveau une parenté
« histologique.

« A ma connaissance, le premier qui s'est exprimé
« dans ce sens a été le D$^r$ Knorre, de Hambourg
« (Deutsche Klinik, 7 déc. 1849). — Knorre observa, en
« effet, plusieurs cas de paralysies qui se montrèrent
« en même temps que les premiers symptômes de
« syphilis constitutionnelle, ou bientôt après leur mani-
« festation, non plus alors, par conséquent, avec les
« accidents qui ont l'habitude d'apparaître dans la
« période dite tertiaire de la syphilis. — Il n'y avait
« donc pu avoir encore d'altérations osseuses (1). —
« Dans les cas publiés par Knorre, la paralysie portait
« tantôt sur des nerfs isolés (voir notre observa-
« tion XVII empruntée au médecin de Hambourg),
« tantôt sur les extrémités entières. — Toujours le
« mouvement était plus atteint que la sensibilité ; quel-
« quefois les fonctions de l'intelligence étaient trou-
« blées, plus rarement celles des nerfs sensoriels.

« L'action du traitement antisyphilitique était indé-
« niable et la guérison de la paralysie arrivait en
« même temps que celle des autres manifestations
« syphilitiques. »

« Knorre fait encore très judicieusement observer
« que, de même que les altérations morbides affectant
« ordinairement les os et les cartilages, dans la période
« tertiaire de la syphilis, ont une évolution lente, de
« même aussi les accidents cérébraux et nerveux de
« cette période se développent insensiblement, peu à

---

(1) Cette assertion n'est plus vraie aujourd'hui; on sait au contraire que
certaines altérations osseuses, périostite, périostose, etc., peuvent s'observer
à la période secondaire de la syphilis.

« peu, tandis que les affections nerveuses qui coïncident
« avec les premières manifestations de la syphilis cons-
« titutionnelle ont au contraire une évolution rapide. »
Zeissl ajoute encore :

« De même qu'on voit en peu de jours, quelquefois
« même dans l'espace de vingt-quatre heures, une
« syphilide papuleuse envahir une peau qui paraissait
« saine, de même on voit aussi, tous les ophthalmolo-
« gistes peuvent en témoigner, une iritis syphilitique
« (Iritis papuleuse de Zeissl) se développer dans l'espace
« d'une nuit. On peut donc bien admettre que sur la
« pie-mère qui offre avec la membrane iris si richement
« vascularisée, une grande parenté histologique, il se
« développe également des nodosités exanthématiques
« isolées ou par groupes. Or, de même que ces nodo-
« sités en affectant l'iris dans l'iritis syphilitique,
« peuvent troubler les fonctions de la vue, de même,
« en se produisant sur la pie-mère, ces exanthèmes
« peuvent avoir pour effet d'altérer les organes cen-
« traux du système nerveux et de causer des paraly-
« sies.

« Si l'analogie entre l'iris, la choroïde et la pie-mère
« n'est pas assez évidente, celle de l'arachnoïde avec les
« enveloppes séreuses du foie et de la tunique vaginale
« du testicule, est au moins incontestable. Or, si ces
« deux dernières séreuses peuvent devenir malades *et*
« *causa syphilitica* ( Virchow ) pourquoi la séreuse
« méningée ne le deviendrait-elle pas, et, de même
« qu'il existe une perihépatite, une périorchite, une
« iritis syphilitique, pourquoi n'y aurait-il pas aussi
« une méningite syphilitique dont la conséquence serait
« un épaississement de l'arachnoïde, etc., etc.

Nous aborderons maintenant une troisième hypothèse, la plus vraisemblable peut-être dans un grand
nombre de cas, celle d'altérations du canal osseux que
parcourt le nerf facial.

Autrefois les altérations du sytème osseux étaient
considérées comme appartenant exclusivement à la
période tertiaire de la syphilis, mais on sait aujourd'hui
que les *periostites* et les *periostoses* sont loin d'être rares
à la période secondaire. Naudet dans sa thèse inaugurale (1), a cité plusieurs cas empruntés à divers auteurs
où les manifestations osseuses se sont montrées quelques mois seulement après le chancre. Avant lui, M. le
professeur Fournier (2) avait décrit les periostites et les
periostoses secondaires et signalé leur fréquence relative
sur les os du crâne.

M. le D<sup>r</sup> Lancereaux (3), dans son *Traité de la syphilis*,
après avoir parlé des hemiplégies syphilitiques secondaires et dit qu'on ne sait pas au juste quelle lésion leur
a donné naissance s'exprime ainsi :

« Une semblable réserve ne peut avoir lieu à l'égard
« de certaines paralysies locales qui affectent particuliè-
« rement ceux des nerfs encéphaliques qui parcourent
« les canaux osseux de la base du crâne. Dans ces con-
« ditions toutefois, on se demande si la paralysie n'est
« pas plutôt un effet de l'altération du canal fibro-osseux
« que de celle du nerf lui-même, et s'il ne s'agit pas
« simplement d'une paralysie indirecte. Le siège même
« de ces paralysies semble en effet justifier jusqu'à un
« certain point cette manière de voir. »

(1) Naudet, *Des periostoses dans la période secondaire de la syphilis*,
Paris, 1882.
(2) Alf. Fournier, *loco citato*, p. 517 519.
(3) Lancereaux, *Traité théorique et pratique de la syphilis*, 1866, p. 188.

Dans un travail antérieur, MM. Gros et Lancereaux sont peut-être encore plus affirmatifs (1).

Si maintenant nous parcourons les observations que nous donnons à la fin de notre travail, nous voyons que, dans un certain nombre de cas, les malades ont éprouvé de violentes céphalées ainsi que des troubles du côté de l'oreille (douleurs, sifflements, vertiges, etc.). Or, étant donné que les altérations osseuses peuvent exister et existent fréquemment à la période secondaire de la syphilis, et que de plus les os du crâne y sont particulièrement prédisposés, il nous paraît assez naturel d'admettre que, dans quelques-uns des cas en question, sinon dans tous, l'hémiplégie faciale a pu être la conséquence d'une periostite ou d'une périostose siégeant en un point quelconque de l'aqueduc de Fallope et causant soit l'inflammation (par propagation) d'une portion du facial, soit la compression de ce nerf.

Une dernière cause de l'hémiplégie faciale secondaire serait la compression du nerf à la sortie du trou stylo-mastoïdien, par les *ganglions parotidiens* engorgés. Voici ce que disent M. M. Gros et Lancereaux à cet égard (2):

« Une autre cause de paralysie indirecte de la sep-
« tième paire est l'engorgement des ganglions cervi-
« caux et mastoïdiens. Cette altération appartient en
« général à la période secondaire de la syphilis ; ordi-
« nairement indolente, elle prend quelquefois un déve-
« loppement considérable et la compression qu'exercent
« alors les ganglions engorgés sur le nerf facial à son
« point d'émergence du crâne est une cause fréquente

(1) Gros et Lancereaux, *Des affections nerveuses syphilitiques*, Paris, 1861.
(2) Gros et Lancereaux, *loc. cit.* p. 345.

« de paralysie de ce nerf, d'hémiplégie faciale. Les
« mêmes symptômes pourraient se rencontrer dans la
« période tertiaire consécutivement au développement
« de tumeurs gommeuses dans la glande parotide au
« voisinage du nerf.

« La paralysie faciale syphilitique, professe M. Ricord,
« est un accident assez fréquent, il coïncide avec les
« premiers symptômes secondaires et principalement
« avec l'engorgement des ganglions cervicaux et mas-
« toïdiens ; cet engorgement produit cette paralysie, en
« exerçant une compression du nerf facial après sa sor-
« tie du crâne ».

Plus loin, Gros et Lancereaux donnent la traduction
des réflexions que M. Zabriskie a jointes à une observation publiée par lui dans le *American journal of medical sciences*, 1841 p. 135.

« Un point de vue fort intéressant que présente ce
« fait, c'est la coïncidence d'accidents syphilitiques et
« d'une hémiplégie faciale. Attribuée jusqu'ici par les
« auteurs à la tuméfaction du périoste de l'aqueduc de
« Fallope ou à la présence d'une extostose dans le con-
« duit, la paralysie nous paraît plutôt due dans ce cas
« à l'engorgement des ganglions qui entourent le nerf
« à son point d'émergence du trou stylo-mastoïdien.
« Cette explication s'appuie : 1° sur ce que nous ayons
« pu constater directement l'engorgement de ces gan-
« glions ; 2° sur ce qu'on observe fréquemment dans la
« syphilis secondaire d'autres ganglions engorgés dans
« les régions voisines du cou ; 3° sur l'époque d'appari-
« tion de l'hémiplégie et sa coïncidence non avec la pé-
« riode tertiaire où se manifestent les périostoses et les
« exostoses, mais avec la période secondaire qui est

« aussi celle des engorgements ganglionnaires ; 4° sur
« l'influence rapide que le traitement mercuriel a exer-
« cée sur la paralysie en même temps que sur l'engorge-
« ment ganglionnaire, circonstance particulière aux
« symptômes secondaires; 5° sur l'absence de déviation
« de la luette. Ce dernier signe dont les travaux de
« M. Longet et les nôtres ont montré toute l'importance
« et qui permet presque toujours de déterminer le siège
« précis de l'altération du facial, est un indice presque
« certain que la cause de la compression du nerf se
« trouve en dehors de l'aqueduc de Fallope. »

Dans les observations que nous avons résumées, nous
n'avons trouvé qu'un petit nombre de fois les ganglions
mastoïdiens engorgés. Dans la plupart des cas, il est
vrai, l'état de ces ganglions n'est pas signalé, mais nous
croyons que ce fait tient à l'absence de leur gonflement
ou tout au moins à son peu d'intensité; l'attention en
effet n'est pas attirée sur la région parotidienne et une
tuméfaction capable de comprimer le nerf facial n'eût
pas manqué d'être signalée par les auteurs si elle eut
existé.

Nous ajouterons que la paralysie faciale due à la compression par les ganglions engorgés ne s'observe guère
que dans les cas de dégénérescence cancéreuse, quel
que soit le point de départ du mal, lorsque non seulement le tissu ganglionnaire proprement dit, mais l'at-
mosphère celluleuse qui entoure les ganglions sont
envahis par la néoplasie et forment un bloc qui étouffe
et parfois ulcère et détruit les cordons vasculaires ou
nerveux qui le traversent.

Enfin, dans deux observations, où du reste les ganglions parotidiens paraissent être restés sains (Obs. VIII-

IX), nous avons trouvé signalée la déviation de la luette.
Or, comme les deux nerfs pétreux superficiels qui
innervent les muscles pérystaphylins naissent de la
portion funiculaire du facial, il est clair, dans ces cas
tout au moins, que la cause de la paralysie siégeait
soit dans la portion intra-crânienne du nerf, soit dans
sa portion intra-temporale, mais non pas à sa sortie de
du trou stylo-mastoïdien.

Sans la rejeter absolument, nous avouons que l'hypothèse de la compression du nerf facial par les ganglions
mastoïdiens engorgés, ne nous satisfait pas. — L'hémiplégie faciale sans doute, peut exister de ce fait, mais
elle doit être rare, et en faveur de cette assertion nous
citerons encore les treize observations de chancre de
l'amygdale recueillies par M. Legendre dans lesquelles
le gonflement des ganglions parotidiens était considérable sans qu'on ait constaté pour cela le moindre
trouble dans l'innervation du facial.

Pour nous résumer : *Lésions méningées* (méningite
scléro-gommeuse à son début) et *altérations osseuses de
l'aqueduc de Fallope* (périostite ou périostose), voilà,
croyons-nous, les causes les plus rationnelles et certainement les plus fréquentes de l'hémiplégie faciale à la
période secondaire de la syphilis ; la névrite et l'engorgement des ganglions mastoïdiens restant des
causes possibles, mais exceptionnelles selon nous.

Mentionnons encore, au même titre exceptionnel,
l'otite interne et moyenne d'origine syphilitique,
comme pouvant déterminer, par propagation, l'inflammation du nerf de la septième paire et par suite sa
paralysie.

# DIAGNOSTIC

Étant donné qu'il n'existe chez un malade aucune des causes *exceptionnelles* d'hémiplégie faciale telles que carie du rocher, otite interne ou moyenne, tumeur de la parotide, traumatisme, etc., — et que l'impression du froid est la cause par excellence de la paralysie du nerf de la septième paire, la seule cause d'erreur qui, selon nous, pourrait se produire serait de confondre la paralysie faciale *a frigore* survenant chez un syphilitique avec la paralysie faciale syphilitique secondaire elle-même. Or, ni le mode du début, ni les symptômes fonctionnels ni les signes physiques ne permettent d'établir la distinction. Seules l'évolution et l'influence du traitement pourront fournir, dans certains cas, les éléments du diagnostic.

On sait, en effet, que la paralysie faciale *a frigore*, d'intensité moyenne, a une durée d'environ six semaines à deux mois qui n'est en aucune manière abrégée par les préparations mercurielles.

L'hémiplégie faciale secondaire, par contre, a une durée généralement plus courte qui, dans la plupart des cas, varie de deux à six semaines, lorsque le traitement spécifique a été institué dès le début.

# TRAITEMENT

Si nous consultons les dix-huit observations sur lesquelles nous avons basé notre travail, nous voyons que la paralysie qui nous occupe a guéri toutes les fois et presque toujours dans un espace de temps variant de une à huit semaines , trois fois seulement (Obs. IV, VII et XVI), nous constatons que la guérison s'est fait attendre plus de trois mois.

Nous voyons aussi, dans le cas cité par Bottut-Desmortiers (Obs. VII), que le malade a guéri, en quatre mois et demi il est vrai, mais sans le secours du traitement spécifique. Ce fait semblerait démontrer que l'hémiplégie faciale secondaire aurait une tendance à guérir spontanément. — Il serait à coup sûr fort intéressant de connaître la marche naturelle de cet accident, mais il faudrait pour cela une circonstance fortuite qui n'a que peu de chances de se rencontrer; le mal, en effet, est d'une nature telle et il s'accompagne généralement de douleurs si vives, que les malades se gardent bien de laisser les choses suivre leur cours et de ne pas réclamer le secours de l'art.

Accident secondaire, cette hémiplégie emprunte aux manifestations de cette période de la syphilis leur mobilité, leur superficialité cáractéristiques. Il semble en effet que les accidents secondaires effleurent seulement les organes ou les tissus qu'ils frappent et que ce soient eux, bien plus encore que les manifestations tertiaires, qui fassent de la syphilis un véritable Protée susceptible d'égarer bien souvent le diagnostic étiologique.

Comme pour tous les accidents de la période secondaire, il importe d'établir ici un traitement spécifique énergique dès le début.

La question est de savoir si l'on doit s'adresser au médicament par excellence des manifestations secondaires, c'est-à-dire au mercure, plutôt qu'à l'iodure de potassium dont l'efficacité est si bien établie à la période tertiaire.

C'est à l'iodure de potassium qu'on a recours pour guérir les paralysies tertiaires, faciales ou autres. On se demande donc, en définitive, si un accident identique, comme étiologie et comme symptômes, doit être traité différemment, suivant la période de l'intoxication à laquelle il appartient.

Si nous parcourons nos observations, nous voyons que l'iodure de potassium seul, n'a été employé que deux fois. Dans un cas (Obs. II), la guérison s'est fait attendre quatre mois : dans l'autre, au contraire (Obs. XVIII), dix-huit jours ont suffi pour débarrasser la malade de sa paralysie faciale. — Il est difficile, d'après ces données, de formuler une opinion sur la valeur thérapeutique de l'iodure de potassium administré seul.

Le traitement mercuriel, par contre, a été généralement prescrit et presque toujours a fourni des résultats prompts et décisifs. — C'est donc à lui que nous donnerons la préférence car il a le grand avantage de combattre en même temps les autres manifestations syphilitiques secondaires qui accompagnent la paralysie faciale.

Les préparations que nous conseillerons seront, par conséquent, le proto-iodure et le bi-iodure de mercure, liqueur de Van Swieten, etc.

Nous croyons devoir insister sur la nécessité qu'il y a de prescrire d'emblée les mercuriaux à assez forte dose et d'en continuer l'emploi assez longtemps après la disparition des accidents paralytiques ; on ne doit pas oublier, en effet, qu'on a affaire ici à des manifestations toujours sérieuses qui indiquent qu'on est en présence d'une forme grave de la syphilis.

Dans quelques observations (Obs. I, III, V et VIII), nous remarquerons que l'iodure de potassium a été associé aux préparations mercurielles, et que les résultats ont été sensiblement les mêmes que lorsque ces dernières étaient employées seules ; nous ne voyons donc pas, au moins d'après les documents que nous fournissons, un avantage absolu à l'emploi du traitement mixte ; pourtant, dans certains cas, ceux par exemple qui s'accompagnent de perte de connaissance, d'*ictus apoplectiforme*, cas douteux à notre esprit, où la lésion nous est inconnue et où il peut y avoir en quelque sorte empiétement de la période tertiaire sur la période secondaire, nous sommes d'avis que le traitement mixte peut offrir de réels avantages et nous n'hésitons pas à le conseiller.

L'époque d'apparition de l'hémiplégie faciale est une donnée dont il doit être tenu grand compte selon nous, dans le choix du traitement à instituer, précisément à cause de ces empiétements possibles de la troisième période sur la seconde ; c'est ainsi que dans les cas précoces survenant avant le troisième ou le quatrième mois, nous prescrirons exclusivement les mercuriaux, nous réservant de leur ajouter l'iodure de potassium dans les cas arrivant à une époque plus éloignée.

Comme agents accessoires propres à hâter la guérison, nous avons relevé dans plusieurs observations, l'électricité, les vésicatoires, les sangsues appliquées à la région mastoïdienne, etc.

Nous sommes forcé d'avouer que l'utilité de ces divers agents thérapeutiques ne nous est nullement démontrée, que loin d'être efficaces, les sangsues, par exemple, occasionnent une débilitation qui doit toujours être évitée, selon nous, chez tout individu entaché de syphilis ; que les vésicatoires, outre qu'il sont douloureux, ne sont prescrits qu'en vue de lutter contre une inflammation *hypothétique* et qu'enfin l'électricité ne nous paraît pas avoir sa raison d'être, la maladie n'ayant en général qu'une durée peu considérable et la fibre musculaire, par conséquent, n'ayant pas eu le temps de perdre sa contractilité.

## OBSERVATION I (Personnelle).

*Accidents secondaires ; Roséole ; Angine syphilitique. Trois semaines après le début de ces accidents, paralysie faciale droite, précédée de violentes céphalées. Pas de déviation de la luette mais sensibilité gustative diminuée sur la moitié droite de la langue. Traitement mixte, guérison en 22 jours de la paralysie faciale et disparition simultanée des autres accidents secondaires.*

Henriette M..., 25 ans, couturière, entre le 14 novembre 1884 à l'hôpital Saint-Antoine, salle Barth, service de M. le D<sup>r</sup> Dieulafoy.

La malade a toujours été nerveuse et irritable. Depuis trois mois elle est *mal en train*, se fatigue vite, se plaint de courbature et est prise de fièvre légère le soir.

Il y a un mois environ, vers le 15 octobre, elle a vu apparaître sur tout son corps une éruption de petites taches rosées ; en outre, depuis une quinzaine de jours, elle souffre de maux de gorge, elle a des sifflements dans les oreilles et des maux de tête tellement violents qu'elle ne peut dormir ; ces douleurs sont lancinantes, il semble à la malade qu'on *lui enfonce des aiguilles dans le crâne.*

Depuis l'apparition de la roséole, l'appétit a diminué, la faiblesse s'est accentuée à tel point que la malade doit fréquemment garder le lit.

Il y a huit jours (le 7 novembre) elle s'aperçut le matin à son réveil, que sa bouche était légèrement déviée à gauche et que son œil droit pleurait ; les douleurs de tête étaient moins violentes, sans cependant avoir disparu complètement.

Quatre jours après, dans l'intention de calmer une douleur assez vive que la malade ressent dans les oreilles, elle s'introduit dans le conduit auditif externe du coton imbibé d'une substance dont la nature n'a pu être déterminée, mais qui causa peu de temps après une cuisson très vive qui persista plusieurs jours et s'accompagna d'un écoulement purulent des deux oreilles.

A l'examen (14 novembre) on trouve la bouche déviée légèrement à gauche ; cette déviation s'accentue lorsque la malade parle et surtout lorsqu'elle veut rire. Les plis naturels du visage et du front sont complètement effacés du côté droit, la narine droite est légèrement affaissé, l'orbiculaire de l'œil droit se contracte mal, l'œil ne peut pas se fermer complètement et il y a épiphora. La sensation gustative parait émoussée sur la moitié droite de la langue ; la salivation est un peu diminuée du même côté. Pas de déviation de la luette, pas de troubles auditifs.

L'éruption roséolaire est générale ; la trace du chancre ne peut être retrouvée, mais on peut admettre que l'infection date de deux mois et demi environ. Ganglions inguinaux et sous occipitaux tuméfiés. Les douleurs de tête sont modérées.

Le traitement mixte est prescrit : Iodure de potassium 2 grammes ; une pilule de proto-iodure de mercure de 0,05 centigrammes.

17 *novembre*. — Iodure de potassium porté à 4 grammes. Pilule de proto-iodure.

18 *novembre*. — L'éruption syphilitique a pâli, les douleurs de tête sont très diminuées. Le sommeil est revenu.

24 *novembre*. — Amélioration notable dans les mouvements des muscles de la face ; la déviation de la bouche n'est plus aussi accentuée. L'orbiculaire se contracte mieux, l'occlusion de l'œil droit est plus complète.

26 *novembre*. — La roséole a disparu. L'orbiculaire peut se fermer, la paupière s'abaisse complètement. La sensation gustative est normale. Les douleurs de tête ont à peu près cessé.

27 *novembre* — La malade a ressenti la nuit dernière un malaise, des frissons, de la courbature, enfin elle présente tous les signes d'un embarras gastrique. On supprime le traitement antisyphilitique.

29 *novembre*. — La malade se sent mieux, on constate des vésicules d'herpès autour de la bouche.

1ᵉʳ *décembre*. — Reprise du traitement spécifique.

5 *décembre*. — Il n'existe plus la moindre déviation de la bouche ; aucune trace de paralysie des muscles de la face. La malade éprouve encore de temps à autre quelques sifflements

dans l'oreille, mais c'est tout, et, en somme, sa guérison est complète. Elle sort de l'hôpital.

*Résumé des dates.* — Début probable des accidents (chancre) vers le 1ᵉʳ septembre. Apparition des accidents secondaires vers le 15 octobre ; Hémiplégie faciale le 7 novembre. Guérison de cette hémiplégie et des accidents concomitants en moins d'un mois ; sortie de l'hôpital le 5 décembre.

## OBSERVATION II.

*Chancre induré de la grande lèvre gauche: Attaque apoplecti-forme et consécutivement hémiplégie faciale droite, cinq mois après le chancre ; Traitement ioduré ; Guérison en trois mois.* — (Alrick Liungren, *Archiv für dermatologie und syphilis,* Prague 1870).

La fille A. S..., domestique, 26 ans, sans antécédents morbides, a eu en mai 1866 un chancre induré sur la grande lèvre gauche ; quelques jours après se déclare une adénopathie inguinale droite.

Elle entre à l'hôpital le 7 juillet. A l'examen on ne peut trouver la trace de son chancre, mais on constate des taches sur le corps et une adénopathie inguinale droite.

Frictions mercurielles ; elle sort après 20 jours.

A la fin du mois d'août, elle fait un voyage en mer par un temps pluvieux et froid et se refroidit.

Le lendemain, elle est prise d'un violent mal de tête, de vertiges et de vomissements. Alopécie.

En septembre (5ᵉ mois du chancre) elle est prise pour la première fois d'une attaque apoplectiforme ; revenue à elle, elle était paralysée du côté droit de la face et de la langue, la parole est difficile. Le 24 septembre elle entre à l'hôpital. A l'examen on constate les mêmes symptômes. Le mal de tête est moins violent, mais elle se plaint de vertiges et de bourdonnements d'oreilles.

Pas d'éruption sur la peau ni sur les muqueuses.

Iodure de potassium et vésicatoires à la nuque.

Elle sort guérie au commencement de l'année 1867.

## OBSERVATION III.

*Hémiplégie faciale droite compliquée d'embarras de la parole;
Céphalée violente, le tout après une attaque apoplectiforme,
survenue quatre mois après le chancre ; Traitement mixte,
surtout ioduré ; Guérison au bout de quelques jours. —* (Alrick
Liungren, *in Archiv für dermatologie und syphilis*, Prague,
1870.)

M. R.,., âgé de 42 ans, de bonne constitution, sans antécédents
de famille, souffre quelquefois d'un léger rhumatisme.

Au mois de mars 1867, il a contracté une érosion chancreuse,
qui a été traitée avec du vin aromatique. Guérison; pas d'autres
symptômes. Au mois de mai 1867, il survient un malaise général
et des douleurs dans les muscles, qu'il attribue à son rhumatisme.
Malgré le traitement qu'il avait pour habitude d'employer, ces
douleurs ont persisté, et, de plus, un violent mal de tête est
venu s'y ajouter. Au mois de juin (4e mois du chancre), se trou-
vant à la campagne, il fut subitement pris d'une attaque apoplectiforme, à la suite de laquelle il eut le côté droit de la face
paralysé et de la difficulté de la parole. Cette hémiplégie faciale
était accompagnée d'une éruption sur la peau.

Le 18 juin 1867, il se présente chez moi. A l'examen, je n'ai
pas trouvé la trace de son chancre, mais une adénopathie dure,
indolente à la pression, siègeant aux aines, à la nuque et aux
coudes ; le corps était couvert d'une roséole syphilitique et les
amygdales gonflées. Les muscles du côté droit de la face étaient
paralysés ; la commissure labiale gauche tirée en haut ; le
malade parlait avec difficulté. La céphalée était tenace et violente ;
les battements du cœur ne présentaient rien d'anormal ; le pouls
était régulier.

*Traitement.* —Iodure de potassium à dose croissante et calomel
à dose purgative.

Après quelques jours de cette médication, l'amélioration était
très nette.

Craignant une récidive, j'ai soumis le malade à un traitement mercuriel externe. Stomatite mercurielle qui force à suspendre le traitement.

Au mois d'octobre, la paralysie ne s'était pas reproduite.


## OBSERVATION IV.

*Fille âgée de 16 ans, syphilis; Paralysie du nerf facial du côté gauche, distortion des traits; huit jours après, Paralysie faciale du côté droit, redressement des traits, conservation de la sensibilité de la face; Guérison après quatre mois de traitement.* — (Observation de Dupuytren citée par Charles Bell: *The nervous system of the human body* etc, p. 326. London 1836. 3e Edition.)

Salle Saint-Jean, n°. 12, à l'Hôtel-Dieu ; jeune fille de 16 ans, atteinte au commencement de novembre 1828 d'une blennorrhagie vaginale et uréthrale (?) — Elle ne fit d'abord aucun traitement, puis elle vint à Paris vers le 20 décembre. Elle portait alors une tumeur peu volumineuse sur la région frontale gauche. — Le surlendemain de son arrivée, sans cause accidentelle, elle éprouva un engourdissement dans la joue gauche, toute la face de ce côté était raide et insensible, et le matin elle s'aperçut que sa bouche était fortement déviée à droite ; la langue était un peu raide, et la parole embarrassée.

La malade est conduite à l'Hôtel-Dieu. L'écoulement blennorrhagique et l'exostose de la bosse frontale gauche sont constatés : pas de symptôme gastrique ni cérébral. La langue est mobile sans déviation, et on voit que la difficulté de parler résulte de l'immobilité de la joue et des lèvres. — On administre l'émétique en lavages, on fait le troisième jour une saignée au bras; pas de résultat. *On commence alors le traitement antisyphilitique* de Dupuytren (Pilules de deuto-chlorure de mercure, d'opium et d'extrait de gaïac). On donne trois pilules par jour, on ajoute à cela des tisanes sudorifiques.

Huit jours après l'apparition de la paralysie à gauche, le même symptôme se manifesta subitement à droite et la malade, en se réveillant, n'offrait plus de déviation de la face, mais un relâchement complet, une immobilité absolue de tous les traits du visage. Les paupières ne se fermaient qu'à moitié et les larmes coulaient sur les joues; les lèvres restaient béantes, agitées, comme deux drapeaux, par l'air expiré; la langue n'était pas affectée. Cette paralysie de la face n'avait lieu que pour le mouvement, car la peau et les muqueuses n'avaient rien perdu de leur sensibilité.

Le traitement fut continué avec une grande régularité; on appliqua en même temps des vésicatoires près de l'oreille, et un séton à la nuque. Au bout de deux mois de traitement la mobilité des joues reparut peu à peu. L'amélioration fut lente. Après quatre mois de séjour à l'Hôtel-Dieu, la malade sortit; l'exostose de la bosse frontale avait disparu, mais il restait encore dans les muscles de la face un peu de raideur qui a dû disparaître certainement au bout de quelques mois...?

## OBSERVATION V.

*Chancre induré; Syphilis constitutionnelle, manifestations secondaires; Hémiplégie faciale gauche; Paralysie générale de la face; Guérison.* — Obs. de M. le Prof. Fournier. (Thèse de Ladreit de la Charrière, 1861, p. 82.)

A... 35 ans, constitution robuste, tempérament sanguin, bonne santé habituelle. Une fluxion de poitrine il y a quelques années; bronchite intense dans le courant de l'hiver dernier; aucune autre maladie.

En septembre 1856, A... contracte une blennorrhagie et *deux chancres.* Ces chancres se manifestèrent sept ou huit jours après l'apparition de l'écoulement et, au dire du malade, trois semaines environ après le dernier rapport.

A... s'adressa d'abord à un pharmacien, qui lui administra sans succès quelques capsules de copahu, puis à un second pharmacien, qui le traita à l'aide de pilules dont il ne sait pas la composition. Le malade prenait deux de ces pilules par jour. Il suivit ce traitement pendant cinq semaines; il l'abandonna, voyant que l'écoulement et les chancres persistaient. Il ne fil plus aucune médication, et continua son travail habituel.

En décembre, épididymite aiguë (côté gauche). Quelques jours de repos; bains. Soulagement.

Huit à dix jours après, épididymite droite. Bains, cataplasmes, repos.

Lorsque je vis le malade en janvier 1857, je constatai l'état suivant :

Deux chancres de la face muqueuse du prépuce en voie de réparation ; la base de ces chancres offre une induration parcheminée très bien accusée, très nette ; adénopathie bi-inguinale à ganglions multiples, durs, indolents. Blennorrhagie ; écoulement jaune assez abondant ; peu de douleur pendant la miction.

Tuméfaction indolente et dure des deux épididymes. Pas d'éruptions sur le corps, le malade affirme qu'il n'a jamais été affecté ni de boutons, ni de rougeurs. Pas d'adénopathie cervicale ni d'alopécie ; pas d'altération buccale.

En revanche le malade se plaint de douleurs violentes dans le bras ; les douleurs siègent surtout au niveau de l'épaule, près de l'articulation ; elles sont bien plus intenses la nuit que le jour ; la nuit, elles l'empêchent de dormir et deviennent insupportables : le jour elles s'apaisent surtout après quelques mouvements. Lassitude générale, pas de céphalée.

Dans les premiers jours de janvier, le malade gardait le lit souffrant encore de la seconde épididymite. Ce fut alors qu'un matin, à son réveil, il ressentit dans la moitié gauche de la face les symptômes de la paralysie que nous allons décrire. Cette paralysie s'était produite d'emblée, car la veille au soir, et même avant minuit, il n'en existait encore aucun symptôme.

Bouche déviée, entraînée à droite ; joue flasque, s'enflant légèrement au moment de l'expiration, impossibilité de siffler, de retenir les aliments, qui s'échappent par le côté paralysé ; l'œil reste forcément ouvert, le malade ne peut le fermer qu'à demi ; il ne peut non plus relever le sourcil. Deux jours après, le même phénomène de paralysie se montrait du côté droit. Ici encore, la paralysie s'est montrée subitement ; c'est dans une nuit d'insomnie que le malade a commencé à en ressentir les premiers

symptômes. La face offre alors une expression étrange d'immobilité et d'hébétude; la bouche est devenue un peu déviée à
droite mais plus légèrement; il semble donc que la paralysie
soit moins complète de ce côté; la paupière supérieure s'abaisse
un peu plus. Ce qui frappe le plus, c'est la gêne de la mastication; impossibilité absolue de retenir les aliments dans la bouche,
ils s'accumulent entre les arcades dentaires et les lèvres, et,
malgré tous les efforts du malade, ils tombent au dehors.

La sensibilité est conservée sur tous les points de la face des
deux côtés.

Aucune altération du mouvement dans les membres; apyrexie
complète. Appétit.

Le traitement mercuriel fut commencé le 3 janvier, dès l'apparition des premiers symptômes de cette paralysie. Une pilule
de proto-iodure de 0,05 centigrammes, un vésicatoire derrière
l'oreille gauche.

Le 5, on associa l'iodure de potassium à la dose de 0,50 centig.
par jour.

Le 7, même état, cependant les yeux se ferment un peu plus
facilement.

Le 8, nausées, langue couverte d'un enduit blanchâtre. Vo-
mitif.

Le 9, l'embarras gastrique persistant, une bouteille d'eau de
Sedlitz.

Le 11, on reprend le traitement : 2 pilules de proto-iodure et
iodure de potassium, 1 gramme.

Le 14, il devient évident que les paupières s'abaissent plus
librement; peut-être même les mouvements des lèvres sont-ils
moins incomplets. Adénopathie cervicale naissante; papule
secondaire sur la langue, 3 pilules.

Le 15, épistaxis abondante. Apyrexie.

Le 16, le malade peut fermer les yeux presque complètement.
Les mouvements des lèvres sont plus faciles, les aliments sont
mieux retenus; les joues peuvent se gonfler, quoique imparfai-
tement, par l'acte de souffler, etc. Apyrexie.

Le 17, fièvre, 116 pulsations, céphalalgie depuis hier matin,
devenue très intense cette nuit, abattement, épistaxis dans la

nuit, diarrhée, langue assez bonne, sans enduit. On supprime le traitement, bouillon, lavement émollient.

Le 18, moins de fièvre, 100 pulsations.

Le 19, épistaxis; depuis la nuit, le malade se plaint de fourmil‑lements dans les extrémités des membres et d'une grande fai‑blesse, insomnie.

Le 20, 78 pulsations, mieux.

Le 21, appétit; les chancres qui avaient été pansés avec le vin aromatique et touchés deux fois avec le crayon de nitrate d'ar‑gent sont cicatrisés; mais l'adénopathie inguinale persiste avec tous ses caractères.

L'écoulement qui n'a été traité que deux ou trois jours avec le cubèbe a notablement diminué, insomnie.

Le 24, le malaise des jours derniers ayant complètement dis‑paru, on reprend le traitement mercuriel (une pilule), injections astringentes.

Le 26, amélioration très sensible; les yeux peuvent être fermés complètement, les mouvements des lèvres sont chaque jour mieux assurés. Aujourd'hui, le malade mange beaucoup plus facilement, cependant les aliments s'échappent encore quelque‑fois des lèvres; insomnie, douleurs nocturnes dans les membres. 2 pilules.

4 février. — Retour progressif des mouvements de la face; à droite la paralysie n'est plus guère apparente.

Le 6, les contractions musculaires paraissent avoir recouvré leur intégrité à droite; à gauche, elles sont moins complètes; ainsi dans le rire, la bouche est encore déviée (même traitement), guérison de l'écoulement.

Le 10, même état, 3 pilules.

Le 20, les mouvements sont rétablis à gauche; cependant la bouche continue à être déviée très légèrement à droite; cette déviation est très minime, du reste, et il faut être prévenu pour la remarquer. Le malade peut actuellement relever le sourcil, souffler, gonfler les joues, manger avec facilité. Depuis 2 jours, apparition de papules muqueuses sur le gland et sur le prépuce. Lotions à la liqueur de Labarraque, poudre de calomel.

Le 24, les papules sont presque complètement cicatrisées.

Bon état général, il ne reste plus trace de la *double paralysie faciale* dont le malade a été affecté.

## OBSERVATION VI.

*Paralysie faciale syphilitique arrivant au début des accidents secondaires.* — (Par M. le Dr Bahuaud (d'Angers) (*Gazette des hôpitaux*, 1863, p. 582).

M. X..., âgé de 35 ans, d'une constitution excellente, n'ayant jamais eu de maladie, si ce n'est, il y a trois ans, une blennorrhagie dont il guérit dans l'espace de deux mo s, ressentit le 15 juin dernier, quatre jours après un coït suspect, une démangeaison assez vive à la verge, et vit sur la partie gauche de la couronne du gland une petite ulcération à fond grisâtre, ulcération qui s'accrut rapidement, présentant constamment le même fond grisâtre et ayant une base très dure. L'inflammation s'étendit au prépuce, dont la tuméfaction causa un phimosis inflammatoire considérable.

Les ganglions inguinaux du côté gauche se tuméfièrent sans devenir douloureux.

Le 3 juillet, 18 jours après l'apparition du chancre, notre malade remarqua des taches rouges sur la poitrine, taches qui couvrirent bientôt les autres parties du corps.

Le 11, M. X... fut très effrayé en s'apercevant que le côté gauche de la face était privé de mouvement. Il se décida alors à consulter un médecin, car jusqu'à ce jour il s'était confié à un empirique, qui s'était borné à lui faire prendre des tisanes.

Ce fut le 15 juillet que M. X... vint me consulter ; voici ce que je constatai :

Existence d'un phimosis inflammatoire très intense, écoulement par le limbe du prépuce d'une assez grande quantité de pus, provenant du chancre, car il n'y a pas d'écoulement uréthral. Au niveau du chancre, on sent à travers la peau une induration très prononcée ; dans l'aine gauche on constate la pléïade ganglionnaire, et sur tout le corps on voit une éruption assez confluente de taches rouges, présentant tous les caractères de la roséole syphilitique. Vers la face, nous constatons du côté gauche une impassibilité complète des traits; la joue est flasque et pendante, souvent pincée entre les arcades dentaires pendant les mouvements de la parole. — Pendant la mastication les aliments séjournent entre l'arcade alvéolaire et la joue gauche. — Lorsque le malade vient à rire, la commissure gauche de la bouche se rapproche de la ligne médiane, tandis que celle du côté sain est tirée en haut et en dehors; le malade est dans l'impossibilité de siffler, de retenir l'air dans sa bouche pendant des efforts d'expiration; lorsqu'il fume il ne peut lancer en jet la fumée ni projeter au loin la salive, comme le font d'habitude les fumeurs. La parole est difficile, il y a du bégaiement; les paupières de ce côté se ferment incomplètement, les mouvements de clignement sont impossibles; la muqueuse oculaire est rouge et enflammée. La sensibilité cutanée est intacte, rien d'anormal ni vers le voile du palais ni vers la langue.

Malgré une recherche attentive pour découvrir une des causes ordinaires de l'hémiplégie faciale, nous n'en avons pu constater aucune autre que l'influence de la syphilis.

Nous prescrivons à ce malade des bains locaux émollients et laudanisés, des injections de même nature entre le gland et le prépuce, un bain de sublimé tous les deux jours, et des pilules de proto-iodure de mercure de 5 centigrammes matin et soir.

Le 19, la roséole a presque disparu. Pas de changement du côté de la face.

Le 22, la roséole est complètement effacée, et le malade éprouve un mieux sensible du côté de la paralysie ; la parole est plus nette, la déviation de la bouche a notablement diminué, la sputation est plus facile.

De jour en jour le mieux se prononce davantage; le phimosis inflammatoire disparaît; le chancre se cicatrise, et progressivement les mouvements reviennent du côté de la face.

Le 7 août, la guérison était complète, il ne restait plus de traces de l'hémiplégie faciale. Plusieurs fois depuis, nous avons eu occasion de voir notre malade, dont la santé s'est maintenue dans l'état le plus satisfaisant.

## OBSERVATION VII.

*Syphilis; Chancres indurés et plaques muqueuses; Traitement mercuriel; Stomatite violente; Hémiplégie faciale survenant au moment de la cessation du traitement; Traitement par la strychnine; Guérison sans nouvelle administration du mercure.* — (Bottut-Desmortiers, *Recherches sur quelques altéra- rations locales du nerf facial*, thèse inaug., Paris, 1834.)

Le nommé Brot, tailleur, entra dans le service de M. Cullerier, le 19 mars 1832, portant de petits chancres autour du prépuce et des papules muqueuses à l'anus, au cuir chevelu, et sur quelques autres parties du corps.

On le soumit à un traitement mercuriel assez actif.

Dès le troisième jour le malade commença à saliver, la joue droite parut un peu gonflée. Le dixième jour il lui était survenu une stomatite violente. On supprima le traitement. Ce fut à cette même époque que se manifesta une hémiplégie du côté droit de la face, siège du gonflement primitif.

La paralysie débuta par l'orbiculaire des paupières, puis en- vahit successivement l'aile du nez et la commissure des lèvres; il y eut déviation de la bouche, paralysie de la commissure droite, difficulté de la mastication de ce côté, occlusion incom- plète des paupières, abaissement et paralysie du sourcil. La sensibilité de la face, de la langue, des narines et des yeux était conservée. Aucun symptôme d'affection cérébrale.

Application sans aucun succès de moxas et de vésicatoires, ces derniers avec de la strychnine (1/2 grain).

On administre alors la strychnine à l'intérieur, 1/4, puis 1/3 de grain furent donnés chaque jour sans effet. On arriva à 1 grain en 4 fois; il en résulta des contractures; la paralysie persista. On porta la dose à 1 grain 1/2 en 6 pilules données à intervalles égaux; la contracture fit place à des secousses convulsives re- marquables dans tous les muscles du corps. Il survint alors une grande amélioration dans l'hémiplégie; l'occlusion des paupières devint complète, mais les autres symptômes persistaient encore;

on eut alors recours à l'urtication de la joue malade, tout en continuant l'administration de la strychnine.

Après 5 ou 6 séances, nouvelle amélioration; peu à peu les symptômes hémiplégiques cessèrent, le malade à sa sortie avait recouvré presque tous les mouvements du côté droit de la face, seulement la joue était encore un peu tombante.

Le malade quitta l'hôpital dans cet état après 4 mois 1/2 de maladie et 2 mois 1/2 de traitement par la strychnine.

## OBSERVATION VIII.

*Hémiplégie faciale avec déviation de la luette vers le côté sain :* — (Observation du D$^r$ P. Diday. — (*Gazette médicale de Paris,* 1842, p. 833).

Le nommé Fontaine (François), âgé de 25 ans, eut, il y a un an, quelques chancres indurés au reflet du prépuce. Quatre mois plus tard, s'étant exposé à une seconde infection, de nouvelles ulcérations se manifestèrent au même lieu. — On ne lui administra aucun traitement général ; seulement quelques frictions mercurielles furent faites sur un bubon qui apparut à cette époque. — Six semaines environ s'étaient écoulées depuis la cicatrisation des derniers chancres, lorsque le malade fut pris d'une éruption pustuleuse générale et des tubercules muqueux se montrèrent au pourtour de l'anus. — A ces symptômes de syphilis secondaire on opposa l'usage à l'intérieur du proto-iodure de mercure et quelques fumigations cinabrées. Ce traitement dissipa les accidents ; cependant 15 jours après sa sortie de l'hôpital, il y revint avec une éruption pustuleuse fixée sur les jambes seulement et un engorgement syphilitique du testicule droit. — Couché salle 3, n° 10, on combattit cette récidive par l'emploi du proto-iodure de mercure combiné avec celui de l'iodure de potassium. — Sous l'influence de ce traitement qui fut continué pendant près de trois mois sans avoir amené d'autres accidents qu'un peu de salivation et quelques maux de tête, Fontaine sortit de l'hôpital bien guéri en apparence. — Cependant de nouveaux désordres ne tardèrent pas à se déclarer. Des étourdissements assez fréquents et une surdité commençante le décidèrent à rentrer dans le service de M. Ricord, où il fut admis le 13 août 1842, après être resté 12 jours chez lui sans se soigner.

Examiné à son entrée, on reconnut, outre les lésions déjà énoncées, tous les signes d'une hémiplégie faciale du côté gauche fortement accentuée : traction à droite de la commissure labiale, affaissement de la narine gauche, impossibilité de fermer les paupières du même côté. Nous reconnaissons aussi en touchant l'une et l'autre narine, et en plaçant du tabac sous le nez du malade que la faculté de percevoir les odeurs est, sinon abolie, du moins singulièrement diminuée du côté gauche; ce qui tient, sans doute, à la paralysie des muscles qui exécutent l'acte de flairer. — La sensibilité gustative parut aussi un peu moindre sur la moitié gauche de la langue : mais les expériences faites sur ce point n'eurent pas un résultat assez décisif pour qu'on pût regarder le fait comme entièrement démontré. — Quant à la luette, je remarquai qu'elle était un peu portée en avant et fortement déviée à droite; et elle se maintenait dans la même direction, quels que fussent les mouvements du voile du palais que le malade exécutât pendant que sa bouche demeurait ouverte. — Cet état fut constaté par M. Ricord, à sa visite, ainsi que par M. Maccarthy.

*Traitement :* 15 sangsues aux oreilles, vésicatoire sincipital entretenu pendant 15 jours et remplacé plus tard par des frictions mercurielles. A l'intérieur, iodure de potassium porté graduellement jusqu'à la dose de 3 gr. par jour.

Le 2 septembre, le traitement local et général a été continué avec persévérance. Une amélioration prononcée est survenue dans tous les symptômes de la paralysie. — Les douleurs de tête et les étourdissements sont complètement dissipés et l'irrégularité des traits de la face est devenue moins choquante. Néanmoins la luette conserve encore une déviation sensible à droite.

Le 13 septembre je revis le malade pour la dernière fois avec MM. Ricord et Maccarthy. L'administration de l'iodure de potassium n'avait pas encore été suspendue. Les caractères extérieurs de la paralysie faciale étaient presque tous effacés. Ainsi le malade chantait et sifflait librement. Plus de gêne de la mastication, plus d'imperfection dans l'olfaction de la narine gauche. Il ferme les paupières des deux côtes avec une facilité presque égale. *La luette est droite et elle conserve sa rectitude dans tous les mouvements que le malade lui imprime.*

## OBSERVATION IX.

*Paralysie du nerf facial au début de la syphilis.* — (Observation de P. Marty. — *Gazette des hôpitaux*, 1863, p. 473).

M. X..., âgé de 25 ans, est d'un tempérament lymphatique et bilieux et jouit ordinairement d'une bonne santé. Il n'a pas eu avant cette époque de maladie syphilitique.

Vers le 15 juillet il a des rapports avec une femme suspecte, et vers la fin du même mois, il a vu se dérouler les manifestations suivantes :

Du côté de la verge un tout petit point blanc qui s'agrandit rapidement et prend tous les caractères du chancre infectant.

Dans l'aine correspondante engorgement dur, multiple et indolent des ganglions. — Ce chancre reconnu tel par M. le Dr Langlebert, est situé sur la couronne même du gland. Environ cinq semaines après l'apparition de cet accident primitif, les accidents secondaires n'ont pas tardé à se montrer. La roséole a commencé et a suivi sa marche ordinaire, elle a débuté par le tronc et les taches, de rosées qu'elles étaient, sont devenues grisâtres et brunâtres. — Cette roséole a été très légère ; elle a duré à peine trois semaines ou un mois.

Tout s'était borné à ces deux manifestations : chancre d'abord, chancre induré, puis roséole. Celle-ci n'avait pas encore disparu entièrement lorsque le malade est étonné de ne pouvoir fermer son œil droit. Il se regarde dans une glace, il veut parler et sa bouche fait la grimace caractéristique des paralysies faciales.

Le lendemain il se présente au dispensaire et voici ce qui a été observé :

Toutes les parties de la face qui reçoivent des rameaux du nerf facial sont complètement paralysées. C'est ainsi que les muscles de la région temporale et du front restent complètement inactifs tandis que leurs congénères du côté opposé entrent en contraction. Si l'on recommande en effet au malade de plisser le front, le côté gauche seul se ride. Le sourcil reste pendant et ne se rapproche plus de celui du côté opposé. La perte des mouvements chez ce malade est, du reste, à peu près ce qu'elle a été décrite par les auteurs à la suite de cette paralysie ; mais le muscle orbiculaire des paupières ne se contractant plus, l'œil reste ouvert et la paupière inférieure est un peu renversée en dehors. — Lorsqu'on prie le malade de fermer les yeux, les paupières de l'œil droit restant immobiles, le muscle droit supérieur, en se contractant, fait tourner l'œil sur lui-même et va cacher non seulement la pupille mais encore la cornée entière sous la paupière supérieure.

On n'a observé, chez ce sujet, aucune trace d'irritation ; son œil a toujours paru suffisamment lubrifié sans qu'il y eut épiphora, à moins d'une forte tension de cet organe.

La narine ne se dilate plus pendant les mouvements respiratoires, elle est même un peu rétrécie et tirée du côté sain.

Les mouvements de la bouche sont impossibles du côté malade, ce qui explique la difficulté de grouper les aliments pour la déglutition, la difficulté d'avaler la salive qui s'échappe continuellement du côté de la commissure droite et de plus les muscles du côté gauche, temporal, masséter, buccinateur, n'étant plus neutralisés dans leur action par ceux du côté droit, le malade, lorsqu'il veut répondre aux questions qu'on lui adresse et surtout lorsqu'il veut rire, fait cette grimace indiquée plus haut.

La joue du côté malade est flasque, enfin cet homme ne peut ni siffler ni prononcer certaines voyelles ou consonnes labiales.

Du côté de l'organe du goût, on n'a rien trouvé de particulier.

Comme on vient de le voir, M. X... a présenté exactement les mêmes symptômes que l'on observe dans les paralysies de la face en général, mais ici, il y a quelque chose de particulier et ce quelque chose se trouve dans la cause de la maladie. On ne peut pas accuser l'action du froid, la profession même du malade l'y exposant très peu ; pas de cause traumatique, pas d'hémorrhagie cérébrale. — On ne peut donc la trouver que dans la maladie dont X... est porteur, dans la syphilis. Et, ce qu'il y a de remarquable, c'est qu'elle se soit montrée au début, dans la période des accidents secondaires.

Des hémiplégies de la face se développent dans la période des accidents tertiaires, mais, dans ce cas, le début n'est pas brusque comme chez M. X..., la marche est lente et ce n'est qu'après un certain laps de temps qu'on peut observer les phénomènes que nous venons d'exposer.

Le traitement prescrit par M. Langlebert se composait de :

Liqueur de Van Swieten, 4 cuillerées à bouche par jour.

Frictions mercurielles sur la région parotidienne. Le malade est en outre soumis à l'action de l'électricité.

Une notable amélioration s'est produite, due à l'influence du traitement et tout fait espérer une guérison prochaine.

OBSERVATION X.

*Syphilis secondaire ; Engorgement des ganglions mastoïdiens ; Paralysie faciale.* — (Zabriskie, *American Journ. of med. Sciences*, 1841, p. 385.)

J. Ward, marin, entré à l'hôpital pour des accidents syphilitiques secondaires ; traitement par la salsepareille. Au déclin des accidents, invasion subite de paralysie de quelques muscles de la face ; bouche déviée à gauche, perte du clignement de l'œil droit, absence des mouvements d'élévation de l'angle droit de la bouche. Mouvements de la langue intacts des deux côtés. Engorgement considérable des ganglions au voisinage du trou stylo-mastoïdien. Guérison rapide de l'engorgement ganglionnaire et de la paralysie par un traitement mercuriel.

OBSERVATION XI.

Rosen, *Maladie des enfants*, p. 521.

Jeune homme de 20 ans, ayant négligé une gonorrhée, présente une hémiplégie faciale et une tumeur à la joue ; Bierchen

n'aurait soupçonné aucun virus vénérien s'il n'eut pas remarqué
que les glandes fussent enflées sous le menton et comme adhé-
rentes les unes aux autres. Ulcération de la cloison nasale.
Liqueur de Van Swieten pendant quatorze jours, au bout des-
quels la paralysie était dissipée.


## OBSERVATION XII.

*Syphilis secondaire; Hémiplégie faciale trois mois après le
chancre; Perte du goût.*— (Vidal de Cassis, *Syphilis*, p. 511.)

M. V..., a eu un chancre lingual induré en février 1872, bientôt
suivi de roséole assez intense, avec grand développement des
ganglions sous-maxillaires et cervicaux; le 23 avril, hémiplégie
faciale gauche; le goût est anéanti sur la moitié gauche de la
langue et le reste de la muqueuse buccale; odorat très obtus;
sensibilité de la peau, ouïe et vue intactes. Proto-iodure de mercure. Au huitième jour, la paralysie avait complètement disparu.


## OBSERVATION XIII.

*Hémiplégie faciale; Engorgement ganglionnaire; Chancre non
cicatrisé.* — (Lancereaux, obs. XXVI, d'après Vidal de Cassis,
*Syphilis*, p. 510.)

R..., 27 ans, entre dans le service de M. Ricord, le 1er octobre
1850. Chancre sur la face interne du prépuce, tuméfaction des
glandes inguinales. Il y a un mois, rougeur sur le tronc et les
membres, alopécie et croûtes du cuir chevelu; depuis six jours,
glandes cervicales postérieures volumineuses, ganglions de
l'antitragus et cervicaux latéraux développés; hémiplégie faciale.


## OBSERVATION XIV.

*Hémiplégie faciale droite avec déviation de la luette à gauche
survenue moins de deux mois après le chancre induré et
quelques jours après l'apparition des accidents consécutifs.* —
(Thèse de Schwarz, 1880, p. 30, communiquée par M. Mauriac.)

X..., âgé de 21 ans, épicier, de bonne santé et sans antécédents de famille, eut commerce avec une femme de maison, à Lille, le 1ᵉʳ juin 1877. Apparition d'un chancre situé dans la rainure balano-préputiale, du 25 au 30 du même mois, jour où le malade vint consulter M. le Dʳ Mauriac.

Le 10 ou le 12 du mois d'août (40ᵉ jour du chancre), céphalalgie, apparition d'une roséole papuleuse à petites élevures; il survint en même temps des maux de gorge.

Le 18 août au matin (46ᵉ jour du chancre), sans avoir eu de maux de tête plus forts que ceux qui avaient signalé le début de l'intoxication, le malade s'aperçut qu'il ne pouvait pas fermer l'œil droit et que sa bouche était de travers. Il avait une hémiplégie faciale survenue peu à peu sans aucun symptôme d'encéphalopathie. Il attribuait cet accident à un courant d'air.

A l'examen, le malade présenta les symptômes suivants : Bouche déviée, entraînée à gauche, joue droite flasque, traits effacés, s'enflant légèrement au moment de l'expiration; impossibilité de siffler. L'œil droit reste ouvert, le malade ne peut le fermer qu'à demi, il existe un peu de larmoiement; pupille droite très peu dilatée. La sensibilité est conservée. Pas de paralysie des muscles de l'œil.

En examinant la gorge, on voit que la luette est déviée du côté gauche; il n'existe pas de gonflement des amygdales.

*Traitement.* — Pilules de proto-iodure de mercure à 0 gr. 02, 3 par jour. Après 4 jours de cette médication, le malade va beaucoup mieux; il se plaint seulement de douleurs derrière l'oreille gauche, sur le trajet du facial et dans la région mastoïdienne.

11 septembre. — Le malade va beaucoup mieux; l'hémiplégie faciale a presque complètement disparu. Depuis 8 jours, 5 jours après l'application d'un vésicatoire derrière l'oreille, les mouvements de la face commencent à revenir. L'orbiculaire des paupières a recouvré toute sa contractilité, la luette est toujours un peu déviée à gauche.

20 septembre. — Les symptômes continuent à s'améliorer. On ne voit presque plus de traces de l'hémiplégie faciale; les plis de la face sont revenus ; l'occlusion des paupières se fait normalement. La sensibilité est toujours conservée. On n'observe aucune gêne, aucun trouble fonctionnel. Rien du côté de la vision ni de

l'œil. La luette est toujours déviée à gauche. Le malade continue à prendre 3 pilules par jour. Apparition d'une plaque muqueuse à l'anus.

11 décembre. — L'hémiplégie ne s'est pas reproduite. Le malade a eu plusieurs éruptions de plaques muqueuses dans la bouche et sur le scrotum.

1er juin 1878. — La guérison de la paralysie faciale s'est maintenue.

## OBSERVATION XV.

*Hémiplégie faciale ; Névralgies intercostale et acromiale ; Début quatre mois après le chancre. — (Yvaren, Des métamorphoses de la syphilis, 1854, obs. XXIII.)*

X..., âgé de 30 ans, boulanger. Il y a 4 mois, chancre sur le prépuce et bubons non suppurés ; pas de traitement mercuriel. Névralgie intercostale à gauche, avec exacerbations nocturnes, puis névralgie intercostale droite ; 12 jours après, névralgie acromiale droite ; 3 jours après, céphalalgie violente devenant intolérable la nuit et hémiplégie faciale droite. Insuccès des émissions sanguines répétées et des sudorifiques ; affaiblissement considérable ; troubles gastriques, mélancolie profonde, pensées de suicide, insomnie. Sublimé corrosif. Le 4° jour, les douleurs diminuent, le sommeil se rétablit. Au bout de quelques semaines guérison complète.

## OBSERVATION XVI.

*Syphilis datant de cinq mois ; Hémiplégie faciale ; Névralgie concomitante de la cinquième paire (côté droit) ; Kérato-conjonctivite légère à gauche. — (Gros et Lancereaux, Aff. nerv. syphilitiq., Paris, 1861, obs. LXIX, p, 116.)*

Bourgault, âgé de 30 ans, tailleur, fort et robuste. Il y a 4 ans, fluxion de poitrine, précédée de douleurs dans la région des reins et des articulations. En juin 1859, il entre à l'Hôtel-Dieu (service de M. Béraud), pour une roséole et des plaques muqueuses. 6 semaines auparavant il avait contracté un chancre.

8

Il prend 120 pilules de proto-iodure de mercure avant de quitter l'Hôtel-Dieu.

Dans le courant d'octobre il éprouve quelques douleurs dans les épaules. Le 21 octobre, il est tout étonné, en s'éveillant, de voir sa bouche déviée et son œil droit malade. La veille, il travaillait le dos appuyé à une fenêtre, mais il ne se souvient pas d'avoir éprouvé la moindre sensation de froid. Entré pour la seconde fois à l'Hôtel-Dieu le 25 octobre 1859, on constate une hémiplégie faciale complète du côté droit ; la commissure labiale très fortement tirée à gauche ; l'œil droit reste ouvert, la contraction du buccinateur, du frontal, de tous les muscles animés par le facial est impossible sous l'influence de la volonté, tandis que ces mêmes muscles sont restés irritables à l'action de l'électricité ; le malade accuse vers la tempe une douleur qu'il dit très vive par instants ; l'œil gauche est rouge, injecté ; les vaisseaux placés sous la conjonctive ont une direction parallèle et s'arrêtent à la cornée. Quelques jours plus tard, un léger dépoli de cette membrane et un peu moins de transparence vers la moitié inférieure, indiquent qu'elle participe aussi à l'altération. Alopécie ; quelques ganglions à la partie inférieure du cou. Plusieurs collyres au nitrate d'argent firent disparaître en grande partie, mais assez difficilement, la lésion du globe oculaire. La paralysie fut traitée sans succès durant 2 mois par des vésicatoires répétés et par l'électricité. Le malade sortit de l'hôpital vers la fin de décembre.

Le 10 janvier 1860, il entre à la Pitié (service de M. Marrotte), pour une roséole qui occupe toute la surface du corps. Les cheveux sont en grande partie tombés. L'hémiplégie faciale persiste aussi complète qu'auparavant. En outre, le malade accuse des douleurs vives, lancinantes, revenant par accès vers plusieurs des points d'émergence de la cinquième paire, et plus particulièrement vers la tempe et le front. Liqueur de Van Swieten en commençant par une cuillerée par jour. La roséole disparaît au bout de 10 jours. Le traitement est continué ; on donne 2, puis, à la fin, 3 cuillerées par jour ; on applique, en outre, à 3 reprises différentes quelques pointes de feu en avant et en arrière de l'oreille correspondante.

Vers le 10 février, il y a un peu d'amélioration du côté de la paralysie ; les douleurs ont presque complètement disparu ; le malade se plaint cependant encore de quelques élancements revenant par instants. Peu à peu la paralysie diminue et l'exéat est donné le 20 mars. La déviation de la bouche est alors à peine sensible, le buccinateur, le canin et l'élévateur de la paupière supérieure et de l'aile du nez ne se contractent pas encore complètement, la paupière se ferme, le frontal se contracte bien, le malade a pris de l'embonpoint; on peut considérer sa guérison comme très avancée.

OBSERVATION XVII.

*Chancre induré; six semaines après, accidents secondaires; Roséole; Chute des cheveux, etc; Une semaine après leur apparition, Paralysie faciale; pas de douleurs; Traitement mercuriel; Guérison en six semaines; Accidents nerveux d'autre nature deux mois après; leur guérison par l'iodure de potassium.* — (Obs. du D<sup>r</sup> Knorre, de Hambourg, *Deutsche Klinik,* déc. 1849.)

Un homme de 30 ans, de constitution délicate, est atteint d'un chancre induré au prépuce. Six semaines après, les accidents secondaires se manifestent, roséole, alopécie, etc. — Une semaine après leur apparition, le malade est pris d'une hémiplégie faciale droite, déviation de la bouche, impossibilité de fermer complètement l'œil droit. — Cet homme reste 15 jours sans faire le moindre traitement; il entre enfin à l'hôpital général de Hambourg où son état est constaté. Il ne souffre pas. On le met au traitement mercuriel et en six semaines, après avoir été affecté d'une stomatite assez violente, il est guéri de sa paralysie faciale.

Deux mois après il eut des troubles oculaires qui furent traités et guéris par l'iodure de potassium.

## OBSERVATION XVIII.

*Chancre induré de la lèvre; Ganglions mastoïdiens tuméfiés; Roséole; Traitement mercuriel: Guérison des accidents puis rechute; Nouvelle guérison suivie peu de temps après de vives douleurs dans les membres; Traitement ioduré; Violente céphalalgie, puis paralysie faciale du côté droit; Continuation de l'iodure de potassium; Guérison de l'hémiplégie et des douleurs en 18 jours. — (Obs. du D<sup>r</sup> J.-R. Lane au Lock-Hospital, de Londres. — Lancet, 9 juin 1870.)*

Le 21 janvier 1869 entrait au « Lock-Hospital » de Londres, une femme portant à la lèvre un chancre induré datant de deux mois environ. — Ganglions mastoïdiens tuméfiés. — Roséole généralisée.

On met la malade au traitement mercuriel et 19 jours après, le 9 février, le chancre avait disparu laissant une induration bien marquée.

Le 26 mars, ulcération de la cicatrice et 12 jours après, nouvelle éruption syphilitique générale. — Le traitement mercuriel est repris et le 20 avril l'ulcère de la lèvre est cicatrisé. — La roséole disparaît le 10 mai.

La malade qui paraît guérie est envoyée au « Lock-Asylum. » — Là, elle est atteinte de douleurs très vives dans tous les membres. Pour les calmer on lui donne de l'iodure de potassium.

Le 2 juin, la malade qui souffre de violentes douleurs de tête est prise d'une paralysie faciale bien caractérisée du côté droit. — La bouche est déviée à gauche, l'œil droit ne se ferme plus complètement, etc.

On la fait rentrer à l'hôpital où le traitement ioduré est continué; on y joint des cataplasmes de moutarde sur la face postérieure du cou. — Quelques jours après, localisation des douleurs autour de l'apophyse mastoïde (qui est douloureuse à la pression) en même temps diminution de leur intensité. — Douleurs et paralysie sont entièrement guéries le 18e jour après l'apparition de cette dernière.

Le 20 juin, la malade qui paraît en excellente santé, sort de l'hôpital.

Pas de troubles de la sensibilité du côté de la face qui a été atteint.

Le Mans. — Imprimerie Albert Drouin, 5, rue du Porc-Épic.

130